シニアの脳トレーニング⑦

シニアの面白脳トレーニング222

脳トレーニング研究会編

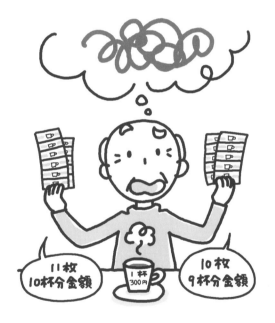

黎明書房

はじめに

　年齢を重ねるに連れ，ふとした瞬間に日々の生活の中で，今まで覚えていたはずのこと，できていたことが抜け落ちていたということは，珍しいことではなくなってきます。

　そうした中で，脳トレーニングによって，脳を鍛えようというのは，非常に効率的で生産的な行為と言えるでしょう。
　この本では，記憶力・推理力・ひらめき力・教養・感性……を，維持・強化する面白脳トレーニングを222題，収録しました。
　バラエティに富んだ問題で，毎日楽しみながら，自分のペースで脳トレができます。

　また，コピーして配っていただくことで，施設ではレクリエーションとしてもお使いいただけます。
　問題ができてもできなくても，楽しく大いに笑ってください。

　どうぞ，お楽しみください。

　　2017年5月

　　　　　　　　　　　　　　　　　　　　　　　脳トレーニング研究会

目　　次

はじめに　1

1　エレベーターシンボルマーククイズ　4
2　十二支クイズ　5
3　この言葉，どんなこと？　6
4　AとB，どっちがお得？　8
5　三行詩で嬉しいことを詠(うた)おう　10
6　簡単な難しい漢字　12
7　忘れ物はありませんか。①　13

迷路で運試し①　ラッキーカラー　15

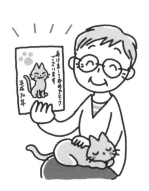

8　お医者さんにはいつ行こうか？　16
9　身近な日本史十番勝負　18
10　数字をつなげましょう　20
11　今何時でしょう？　時差クイズ①　22
12　身近な物，どっちが重い？　23
13　この言葉，もともと何語？　24

ゆびで運試し①　運勢占い　25

14　宝物の巻物を解読しよう　26
15　宇宙探検クイズ　28
16　今日も記念日？　29
17　なるほどクロスワード　30
18　それって，いいの？　32

19	忘れ物はありませんか。②	33
20	土日得とく切符クイズ どっちが得？	35
21	孫からのメールを解読しましょう	36

迷路で運試し②　ラッキー活動　37

22	財布の中にはどれだけ残っている？	38
23	一筆書き	40
24	世にも奇妙な計算クイズ	42
25	今何時でしょう？ 時差クイズ②	43
26	どんな感じ？ こんな漢字！	44
27	楽楽終活ノートを書こう	46
28	言葉の動物園	48

ゆびで運試し②　運勢数占い　49

29	この都道府県はどこだ？クイズ	50
30	懐かしのお笑い名鑑	52
31	円周率を覚えよう！	53
32	解決！ 謎解きクイズ	54
33	慣用句クイズ	55
34	よく聞くカタカナ，なんだカナ	56
35	今日は何の日？ 歴史編	57

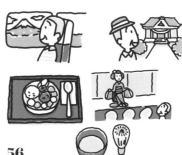

特別付録　短歌や俳句を読んで，なぞって，感性を磨こう　59

クイズの答え　60

＊黎明俳壇への投句のお誘い　66

1　エレベーターシンボルマーククイズ

　まぎらわしいエレベーターの箱の中の色々なシンボルマークを今一度頭の中で整理しましょう。○か×かで答えてください。

① 　上の階へ行くときは▽を押す。

　　　　　　　答え（　　　　　）

② 　これは開くときに押す。

　　　　　　　答え（　　　　　）

③ 　これは閉めるときに押す。

　　　　　　　答え（　　　　　）

④ 　☏はエレベーターの中で暇なとき，友達と世間話をするときに使う。

　　　　　　　　　　　　　　　　　答え（　　　　　）

⑤ 　すべてのエレベーターは，一度押してしまったら，キャンセルできない。

　　　　　　　　　　　　　　　　　答え（　　　　　）

★　おまけクイズ

　エレベーターでは，定員一人あたりの体重は70kgである。

　　　　　　　　　　　　　　　　　答え（　　　　　）

2　十二支クイズ

　十二支は，今でも親しまれています。ネズミ年だから小金を貯めるのが，上手だとか……。○か×かで答えてください。

① 十二支の動物は，すべて実際にいる動物である。

答え（　　　）

② 十二支の動物で，鳥はニワトリだけである。

答え（　　　）

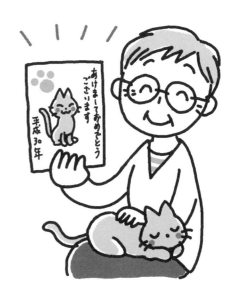

③ ベトナムでは，ネコ年もある。

答え（　　　）

④ 中国や韓国，ベトナムでは亥(がい)はイノシシ年ではなくブタ年である。

答え（　　　）

⑤ 十二支は，昔は時刻を表すのにも使った。午前・午後はその名残である。

答え（　　　）

★おまけ　子丑寅卯辰巳午未申酉戌亥を暗唱しましょう。

子(ね)丑(うし)寅(とら)卯(う)辰(たつ)巳(み)午(うま)未(ひつじ)申(さる)酉(とり)戌(いぬ)亥(い)

3 この言葉，どんなこと？

3つのイラストから，①～⑥の意味を表しているイラストとして最も適切なものを選んでください。

① たたらを踏む

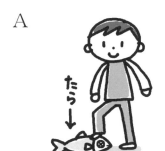

答え（　　　　）

② 始末心

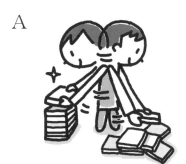

答え（　　　　）

③ みそっかす

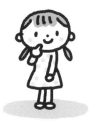
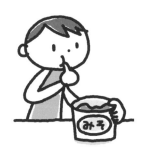
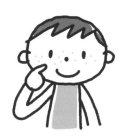

答え（　　　　）

④ 豚児
　A 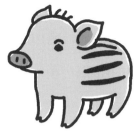　B 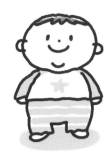　C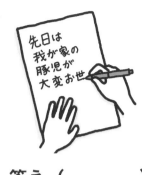

答え（　　　）

⑤ 細君
　A 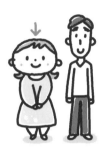　B 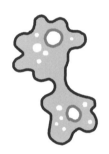　C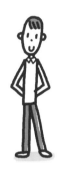

答え（　　　）

⑥ 間者
　A 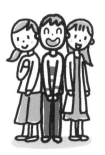　B 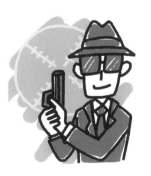　C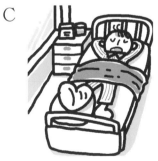

答え（　　　）

4 AとB, どっちがお得？

最近は複数購入で割引するお店が多くなってきました。AかBか，どちらの方がお得か，計算してみてください。絵を描いてみるとよく分かります。電卓使用OK！

① コーヒーチケット。1杯あたりはどちらがお得？
A 1杯300円のコーヒーが，コーヒーチケット11枚で10杯分の値段。
B 1杯300円のコーヒーが，コーヒーチケット10枚で9杯分の値段。

答え（　　　　）

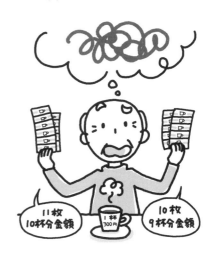

② チョコレート。1箱あたりはどちらがお得？
A 1箱1000円のチョコレートを3つ買うと，1箱おまけ。
B 1箱1000円のチョコレートを4つ買うと，3割引き。

答え（　　　　）

③ ジュース。金額的にはどちらがお得？
A 200円のオレンジジュース2本と300円のグレープジュース2本を買うと400円のリンゴジュース1本がサービス。
B 200円のオレンジジュース3本と300円のグレープジュース3本を買うと400円のリンゴジュース2本がサービス。

答え（　　　　）

④　キュウリ。1本あたりはどちらがお得？

A　5本で200円を2袋買うと1割引き。

B　1本45円のきゅうりを10本買うと1本おまけ。

　　　　　　　　　　　　　　　　　　　　答え（　　　　）

⑤　スーツ。1着あたりはどちらがお得？

A　4万円のスーツを2着買うと
　　合計金額から3割引き。

B　4万円のスーツを2着買うと
　　2着目が半額。

　　　　答え（　　　　）

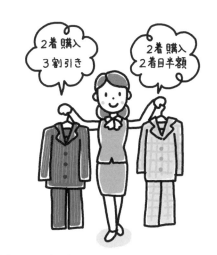

⑥　大福もち。1個あたりはどちらがお得？

A　10個入りで2000円の大福に1個おまけがついたもの。

B　12個入り2500円が400円引きになったもの。

　　　　　　　　　　　　　　　　　　　　答え（　　　　）

⑦　指輪とネックレスとイアリングのセット。金額的にはどちらがお得？

A　100万円の真珠のネックレスに10万円の真珠のイアリング5つが
　　セットになって125万円で購入できるもの。

B　100万円の真珠のネックレスに15万円の真珠の指輪が5つついて，
　　真珠の指輪がが半額になるもの。

　　　　　　　　　　　　　　　　　　　　答え（　　　　）

★でも，なんだか変ですね。本当に得したのかな？

5 三行詩で嬉しいことを詠おう

　三行詩は，三行から出来ている詩です。1行1行は，「いつの世も詩あり歌あり　ロマンかな」（加藤幸次作）のように，3つの句で作りますが，俳句と違って季語は必要ありません。（もちろん入れてもよい）
　字数も自由です。（5・7・5，5・5・7，7・7・3などが無難かもしれません）
　三行詩は，自分の楽しかったこと，嬉しかったこと，面白かったことを主に詠います。
　では，作る手順をご紹介します。

＜作る手順その1＞
① 友だちと楽しい会話をして，三行詩の材料（ネタ）を集めます。
　「昨日友だちと温泉に行ってきたよ。」「湯加減はどうだった。」「それがねえ，サルが突然やってきて，びっくりしたよ。」「美人でなくて残念だったね。」「そうだねえ。次は家の美人と行くか。」
② ①から得た材料（ネタ）：温泉　湯加減　サル　美人　家
③ 自分の感覚に従って，きどらず詠いましょう。
④ 三行詩は，次のように3つ続けます。（3行で1組です）

温泉に　サルと入って　ああいい湯
温泉に　美人と入れば　なおいい湯
この次は　家の美人と　温泉へ行こうかな

＜作る手順その2＞
① 作者は，故郷に久しぶりに戻ってきました。作者の故郷は，「ごんぎつね」で名高い新美南吉（にいみなんきち）の里，愛知県半田市です。友はちりぢりになり，また鬼籍に入った人もいました。
　土手には，ちょうど彼岸花が真っ赤に咲いていました。

②　まず，友のことから詠い出しました。
　友なくも　迎えてくれる　彼岸花
　続けて，彼岸花が連なる土手に目を向けました。
　どて守り　並び並んだ　マンジュシャゲ
　そして，「ごんぎつね」に思いを馳せます。
　狐コンと　迷い出そうな　矢勝川
　（加藤幸次作）
　これで，3行できました。三行詩の完成です。

●三行詩を詠った三行詩もご紹介します。
　ウナギ　ドジョウ　それを見つめる三行詩
　三行詩　三ッつらねても　一つかな
　名歌あり　名句あり　学ぶべし三行詩（加藤幸次作）

　先の＜作る手順＞を参考にして，まずは，自分で作って自分で楽しんでください。完成すれば，思わず顔がほころぶことでしょう。

材料（ネタ）：

[　　　　　　　　　　　　　　　　　　　　　　　　　　　　]
[　　　　　　　　　　　　　　　　　　　　　　　　　　　　]
[　　　　　　　　　　　　　　　　　　　　　　　　　　　　]

材料（ネタ）：

[　　　　　　　　　　　　　　　　　　　　　　　　　　　　]
[　　　　　　　　　　　　　　　　　　　　　　　　　　　　]
[　　　　　　　　　　　　　　　　　　　　　　　　　　　　]

6 簡単な難しい漢字

1 簡単な難しい漢字です。正しい読み方を選んでください。

① 彳む（すすむ・たたずむ）　　　　答え（　　　　　）

② 几（つくえ・さかい）　　　　　　答え（　　　　　）

③ 无し（なし・まし）　　　　　　　答え（　　　　　）

④ 匚（はこ・ひきだし）　　　　　　答え（　　　　　）

⑤ 个（かさ・こ）　　　　　　　　　答え（　　　　　）

2 難しいけど簡単な字です。正しい読み方を選んでください。

① 盥（コップ・たらい）　　　　　　答え（　　　　　）

② 箆（へら・はし）　　　　　　　　答え（　　　　　）

③ 匣（かんざし・はこ）　　　　　　答え（　　　　　）

④ 箍（たが・かぎ）　　　　　　　　答え（　　　　　）

⑤ 窗（くら・まど）　　　　　　　　答え（　　　　　）

7 忘れ物はありませんか。

　次の会話は，玄関を出たところでのAさんと奥さんのものです。文章を読んで内容を覚え，次のページの問題を解いてください。

Aさん：今日は久々に歌舞伎を観に行くなぁ。
奥さん：そうね。とても楽しみだわ。……そういえば，部屋の電気消したかしら。
Aさん：それなら，僕が最後に消したよ。そういえば，ガスの元栓ってきちんと締めたっけ？
奥さん：もちろんよ。火の元は特に注意しなくちゃ。そういえば，窓のカギきちんとかけたかしら。
Aさん：それなら，1階も2階もきちんとかかってたよ。
奥さん：それなら安心ね。玄関のカギは，今あなたがカギをかけたし，これで心置きなく，歌舞伎が楽しめるわ。
Aさん：そうだね。じゃ，行こうか。

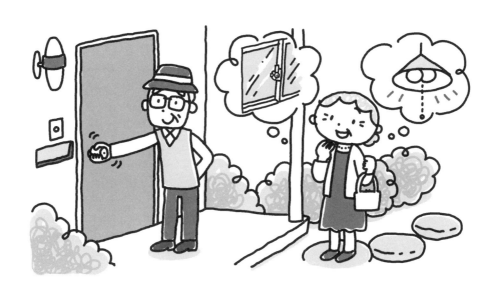

では，Aさんと奥さんは下の一覧表の内，何を確認したでしょうか？　確認したことに〇，しなかったことに×を打ってください。

	確認したこと	〇か×を打つ
①	電気を消した。	
②	ガスの元栓を締めた。	
③	アイロンのコンセントを抜いた。	
④	電磁調理器の元のスイッチを切った。	
⑤	2階の窓を閉め，ロックした。	
⑥	1階の窓を閉め，ロックした。	
⑦	ゴミ捨てをした。	
⑧	玄関のカギをかけた。	

★Aさん夫婦は何を観に行きましたか。

答え（　　　　　　　　　　）

　日常生活で気をつけるべきことは，なれです。当たり前になり過ぎると，したはずと思って案外，忘れてしまうものです。
　日々の生活の中で各々気をつけていきましょう。

迷路で運試し① ラッキーカラー

　運試し迷路です。スタートから，直感で進んでください。考えてはいけません。アルファベットに突きあたったら，そのアルファベットが指す色が今日のあなたのラッキーカラーです。当たるも八卦，当たらぬも八卦です。大いに笑ってください。

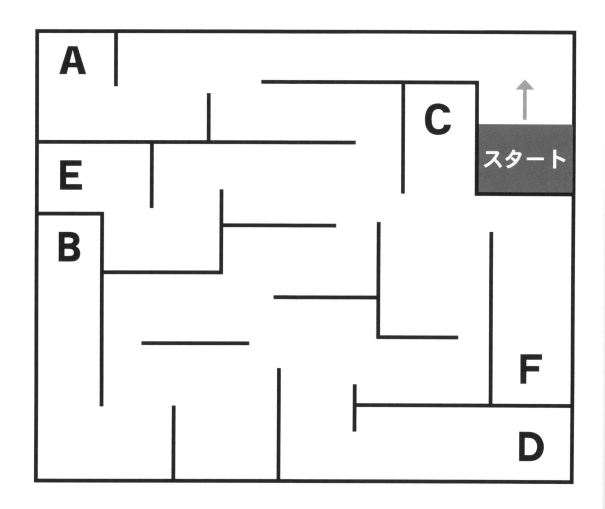

A→純粋無垢な白色　　B→爽やかクールの青色

C→元気はじける黄色　D→情熱の赤色

E→高貴な紫色　　　　F→心安らぐ緑色

8 お医者さんにはいつ行こうか？

　Aさんのかかりつけのお医者さんは3つあります。眼科と内科と歯科のお医者さんです。毎週通っています。

　来週は，次の日に行くことにしました。◎の日が行く日です。　　＊○開業　×休み

眼科	月	火	水	木	金	土
午前	○	○	○	×	○	◎
午後	○	○	○	×	○	×

内科	月	火	水	木	金	土
午前	○	○	○	○	○	○
午後	◎	×	○	×	○	○

歯科	月	火	水	木	金	土
午前	○	○	◎	○	○	○
午後	○	○	×	○	○	×

①　Aさんが眼科へ行くのは，何曜日の午前か午後か？　曜日を書き，どちらかを丸で囲んでください。

　　　　　　　　　答え（　　　曜日　　　午前・午後）

②　Aさんが内科へ行くのは，何曜日の午前か午後か？　曜日を書き，どちらかを丸で囲んでください。

　　　　　　　　　答え（　　　曜日　　　午前・午後）

③　Aさんが歯科へ行くのは，何曜日の午前か午後か？　曜日を書き，どちらかを丸で囲んでください。

　　　　　　　　　答え（　　　曜日　　　午前・午後）

④　その後，急に来週の月曜日に予定が入り，内科に行けなくなってしまいました。他の日の午後にしか行けない場合，何曜日に行くことになりますか。ただし，他病院への通院がある日は行かないこととします。

　　　　　　　　　　　　　　答え（　　　曜日）

⑤　再来週は，火曜日から1日おきに，午後にお医者さんに行くことにしました。どのような順番で行ったらよいでしょう？

　　　　　　　答え（　　　曜日の午後　　　　　科）
　　　　　　　　　（　　　曜日の午後　　　　　科）
　　　　　　　　　（　　　曜日の午後　　　　　科）

9 身近な日本史十番勝負

日常何気なく使っている物や言葉にも，多くの歴史があります。○か×かで答えてください。

① 筆ペンを初めて売り出したのは
　セーラー万年筆である。
　　　　　答え（　　　）

② 江戸時代にも，芭蕉も使った
　持ち運びできる筆記用具があった。
　　　　　答え（　　　）

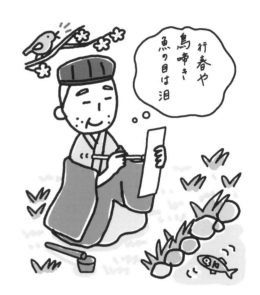

③ メートル法が日本で採用されたのは，大正時代である。
　　　　　　　　　　　　　　　　　　　答え（　　　）

④ 尺貫法は今でも正式の取引で使える。
　　　　　　　　　　　　　　　　　　　答え（　　　）

⑤ 「二枚目」「正念場」といった言葉は，落語から生まれた言葉である。
　　　　　　　　　　　　　　　　　　　答え（　　　）

⑥ 『源氏物語』は，光源氏によって書かれた長編小説である。

答え（　　　）

⑦ 日本で初めてガソリン自動車が作られたのは，大正時代である。

答え（　　　）

⑧ 清少納言は夏においしく氷を食べていた。

答え（　　　）

⑨ 日本でガスが最初に用いられたのは，風呂釜である。

答え（　　　）

⑩ 明治中頃，日本で作られた世界初の乾電池は，最初は「缶電池」と言われた。

答え（　　　）

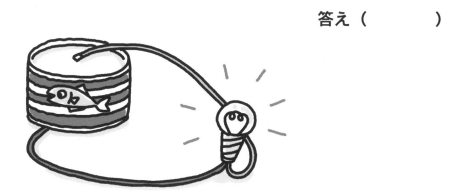

10 数字をつなげましょう

例のように縦や横に進んで、線が交わらないように数字をつなぎ、空白のマスがないようにしてください。　＊③・④の答えは1つではありません。

③

	2			
	1		1	
		3		
	2	3		

④

1				4
	4	3		2
	3			
			1	
		2		

11 今何時でしょう？ 時差クイズ①

海外と日本では時差が生じます。その時差を計算してみてください。アナログの時計を見ながらだと分かりやすいです。

① 韓国へ観光に行きました。ソウルの景福宮のライトアップは素晴らしかったです。

　韓国と日本は24時間の時差があるので，ソウルが朝の8時なら東京は次の日の朝の8時である。○か×か。

　　　　　　　　　　　　　　　　　　　答え（　　　　　）

② 中国と日本の時差は1時間です。日本の方が1時間進んでいます。
　では，北京が午後1時のとき，京都は何時でしょう？

　　　　　　　　　　　　　　　　　答え（　午　　　　時）

③ イギリスと日本の時差は9時間です。日本の方が9時間進んでいます。

　イギリスのロンドンに住む長男から名古屋のお母さんに午後10時に「おやすみ」の電話が掛かってきました。では，長男の住むロンドンは何時でしょう？

　　　　　　　　　　　　　　　　　答え（　午　　　　時）

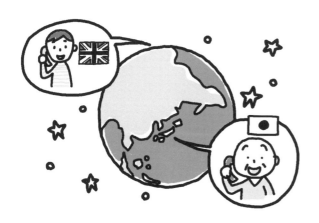

12 身近な物，どっちが重い？

　身近には様々な物があふれています。意外と一つ一つのものを意識しないまま生活しています。物について見つめ直してみましょう。次の2つのうち，同じ体積（かさ）ではどちらが重いですか。重い方を選んでください。

① 御影石と耐火レンガ
　　　　　　　　　　　　　　　　　　答え（　　　　　　　　）

② 金と銀
　　　　　　　　　　　　　　　　　　答え（　　　　　　　　）

③ 酸素と窒素
　　　　　　　　　　　　　　　　　　答え（　　　　　　　　）

④ 水と氷
　　　　　　　　　　　　　　　　　　答え（　　　　　　　　）

⑤ ダイヤモンドとルビー
　　　　　　　　　　　　　　　　　　答え（　　　　　　　　）

⑥ ガソリンと灯油
　　　　　　　　　　　　　　　　　　答え（　　　　　　　　）

⑦ この本の紙とアルミニウム
　　　　　　　　　　　　　　　　　　答え（　　　　　　　　）

⑧ ガラスと水晶
　　　　　　　　　　　　　　　　　　答え（　　　　　　　　）

⑨ ウオッカと日本酒
　　　　　　　　　　　　　　　　　　答え（　　　　　　　　）

⑩ 海の水と川の水
　　　　　　　　　　　　　　　　　　答え（　　　　　　　　）

13 この言葉, もともと何語?

　日頃使っている言葉の中には, 外国から来た言葉が沢山あります。自分の使っている日本語の成り立ちを, 時には見つめてみるのもよいでしょう。

　では, 次の言葉はもともと何語でしょうか? （　）内の三つから選んでください。

① ロボット（英語・ポーランド語・チェコ語）

　　　　　　　　　　　　答え（　　　　　　語）

② 金平糖(こんぺいとう)（ギリシア語・ポルトガル語・イタリア語）

　　　　　　　　　　　　答え（　　　　　　語）

③ うめ（梅）（ベトナム語・マレー語・中国語）

　　　　　　　　　　　　答え（　　　　　　語）

④ 金毘羅(こんぴら)（梵語(ぼんご)・漢語・ラテン語）

　　　　　　　　　　　　答え（　　　　　　語）

⑤ イクラ（ロシア語・ノルウェー語・デンマーク語）

　　　　　　　　　　　　答え（　　　　　　語）

⑥ アルバイト（ベルギー語・オランダ語・ドイツ語）

　　　　　　　　　　　　答え（　　　　　　語）

⑦ サボる（トルコ語・スペイン語・フランス語）

　　　　　　　　　　　　答え（　　　　　　語）

ゆびで運試し① 運勢占い

　目をつむって，人差し指をくるくる回します。そして，○の中の適当と思うところを指さします。そこがあなたの今の運勢です。両方にまたがったら，良い方になります。当たるも八卦(はっけ)，当たらぬも八卦(はっけ)です。笑ってください。

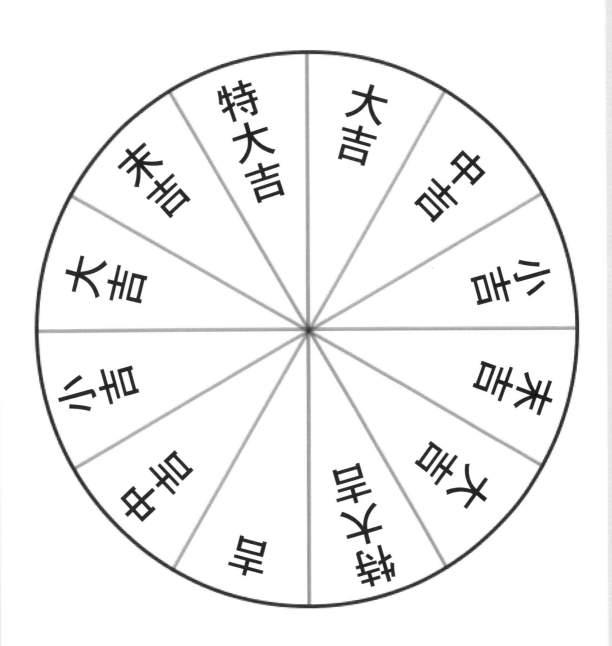

14　宝物の巻物を解読しよう

　大掃除のとき，Ａさんの家の蔵から宝物のありかを示す巻物がいくつも出てきました。
　ところが，所々紙魚(しみ)が食べて，虫食いだらけになっています。読者の皆さん，どうか A さんのために解読してやってください。

巻物①　江戸時代の祖先の宝？

> 大判、小判が、前の庭の大きな木の根元に壺に入れて埋めてあるから、月夜の明るい晩に掘りなさい。

答え
_____
_____
_____

巻物②　明治時代の祖先の宝？

> ダイヤモンド、ルビー、真珠が庭の古井戸に沈めてあるから、太陽が井戸の真上にきた時に底に降りてゲットしなさい。

答え
_____
_____
_____

　解読できなくても，何が書いてあるのか想像して，自分で補ってみるのも楽しいです。できてもできなくても笑ってください。
　また，そういえば，蔵の整理をしていなかったなぁと思われた方は是非，蔵の整理などをしてみるといいですね。何か思いもよらないものが見つかる……かもしれません。

15　宇宙探検クイズ

宇宙に思いを馳せると，悠久の時の流れを感じますね。次の宇宙に関する問題に〇か×かで答えてください。

① 太陽と月は，どちらも自ら強い光を出してかがやいている。

答え（　　　　）

② 太陽は，1億年後には燃え尽きる。

答え（　　　　）

③ 日食とは，太陽が月に隠されて，太陽の全部あるいは一部が見えなくなることだが，昔中国ではヘビが太陽を食べると思われていた。

答え（　　　　）

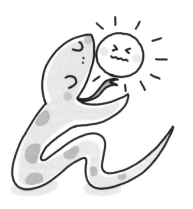

④ 星の明るさには，1等星や2等星といった等級がつけられており，1等星は2等星より約2512倍明るい。

答え（　　　　）

⑤ 1970年に日本が最初に打ち上げた人工衛星は，打ち上げられた鹿児島の大隅半島から「おおすみ」と名付けられた。

答え（　　　　）

16 今日も記念日？

　1月から12月までの日にちが左に書いてあります。これは，数字のごろ合わせで記念日になっている日です。例にならって，この日がどんな記念日か考えて，空欄に記入してください。

　答えに載っているのは一例です。いくつもある日があります。あなたも記念日，作ってみませんか？　＊はヒントです。

1月10日　110番の日
2月10日　①（　　　　　　　　　）の日　＊織り物。
3月10日　②（　　　　　　　　　）の日　＊調味料。
4月10日　③（　　　　　　　　　）の日　＊海。
5月1日　④（　　　　　　　　　）の日　＊言葉。
6月10日　無添加の日
7月11日　⑤（　　　　　　　　　）の日　＊コンビニ。
8月19日　⑥（　　　　　　　　　）の日　＊文学。
9月2日　⑦（　　　　　　　　　）の日　＊楽しみ。
10月8日　⑧（　　　　　　　　　）デー　＊口。
11月22日　⑨（　　　　　　　　　）の日　＊男女。
12月12日　⑩（　　　　　　　　　）の日　＊字。

★記念日【　　月　　日・（　　　　　　　　　）の日】
★記念日【　　月　　日・（　　　　　　　　　）の日】

17 なるほどクロスワード

タテのカギ，ヨコのカギを解いて，クロスワードパズルを完成させましょう。

①

1	2	3		4
	5			
6			7	
		8		
9				

タテのカギ

2 心がしっかりせず、ぼんやりしている有様のこと。例：○○○な目をしている。
3 夏に良く聞こえてくる声を雨に喩えて○○○○と言います。
4 昔の役人の位。○○○十二階。
6 役立つ植物や動物を育てます。
7 欲得ずくの判断。

ヨコのカギ

1 ツリフネソウ科の一年生植物。昔は、花で爪を染めたので、爪紅（つまべに）とも。
5 ドストエフスキーの名作『○○と罰』。
6 戦いの合図などをする高い場所。
8 ○○ッ。やられたあ。
9 遊んでいてよく忘れられました。

②

1	2	3		4
5			■	
6		■	7	
8		9		■
■	10			

タテのカギ

1 よく船にくっついて困ります。
2 夏目漱石の初期の名作の一つ。
3 性格がのんびりしている様。無頓着な様。〇〇気。
4 説得に来た者が説得され、〇〇〇〇〇が〇〇〇になってしまった。
9 真ん中にある大切なもの。〇〇が強い。

ヨコのカギ

1 是非、家に来てほしい神様です。
5 〇〇〇金は多い方が良い。
6 刺身についてくるものです。
7 酔っ払うとなるもの。
8 プロテスタント教会の聖職者。
10 包丁を使った切り方の一種。

18 それって，いいの？

世の中には数字があふれています。しかし，意外と数字というものに目をむけていないことがあります。このページは，なんだか怪しい数字ばかりです。次の数字が正しいかどうか○か×かで答えてください。

1　単位の問題です。誤解しているものも多いみたいです。
① 1メートル＝（1000）センチ　　　　　答え（　　　）
② 1ダース＝（10）個　　　　　　　　　答え（　　　）
③ 2.5キログラム＝（2500）グラム　　　答え（　　　）
④ 3.5時間＝（350）分　　　　　　　　答え（　　　）
⑤ 2週間＝（14）日　　　　　　　　　　答え（　　　）

2　1チームの人数です。
① 野球　（8）人　　　　　　　　　　　答え（　　　）
② サッカー（12）人　　　　　　　　　　答え（　　　）
③ バスケットボール（5）人　　　　　　答え（　　　）
④ バレーボール（多い方）（9）人　　　答え（　　　）
⑤ カーリング（5）人　　　　　　　　　答え（　　　）

3　何かと他のものと間違えている数字があります。
① 源氏物語の帖数（54）帖　　　　　　　答え（　　　）
② アルファベットの数（48）字　　　　　答え（　　　）
③ 聖徳太子が制定したのは，憲法（15）条　答え（　　　）
④ 煩悩の数（108）煩悩　　　　　　　　　答え（　　　）
⑤ 氷の融点（とける温度）（100）度　　　答え（　　　）

5　その他に，このページにはおかしな数字が1つあります。正しい数字に直してください。

19 忘れ物はありませんか。②

　次の会話はAさんと奥さんのものです。文章を読んで内容を覚え，次のページの問題を解いてください。

　Aさんは仕事にでかけるところです。
Aさん：いってきます。
奥さん：いってらっしゃい。今日は雨が降るようなので，傘をお持ちになっていってくださいな。
Aさん：いけない，いけない。ありがとうね。
奥さん：お弁当持ちましたか。
Aさん：当たり前だよ。今日は，僕の好きなハンバーグ弁当だろ？　楽しみだなあ。
奥さん：ふふふ。あとは……，財布に，ハンカチに，ティッシュに……。定期券入れられました？
Aさん：ハンカチもティッシュもあるよ。定期は……っと。あ，昨日，用事で別の入れ物に入れかえたんだった。
奥さん：大切な忘れ物が多いこと。食べ物を忘れないあたりあなたらしいですね，ふふふ。
Aさん：そんなこと，いうなよ～～～。定期を入れて……よし。いってきます。
奥さん：今度こそ本当にいってらっしゃい。

では，Ａさんは下の一覧表の内，何を確認したでしょうか？確認したことに○，しなかったことに×を打ってください。

	確認したこと	○か×を打つ
①	傘を持ったかどうか。	
②	買い物袋を持ったかどうか。	
③	お弁当を持ったかどうか。	
④	水筒を持ったかどうか。	
⑤	ハンカチ，ティッシュを持ったかどうか。	
⑥	印鑑を持ったかどうか。	
⑦	定期券を持ったかどうか。	
⑧	財布を持ったかどうか。	

★　Ａさんが好きなのは何弁当ですか。

答え（　　　　　　　弁当）

　外出をすることは，とかくせわしいものです。一つ一つ点検しながら，準備をしましょう。

20 土日得とく切符クイズ どっちが得？

次のうちどちらがどれだけ得か計算してください。

① 地下鉄の土日得とく切符は1日乗り放題で500円です。Aさんは，土曜日に，家の近くの駅から，村上春樹の本を図書館へ返しに行きましたが，休みでした。仕方がないので，そこから美術館へゴッホ展（得とく切符を見せると50円割引）を見に行って，カフェでお茶とケーキをいただき，家に帰って来ました。土日得とく切符を買うのと，普通の切符を買うのとどちらがいくら得でしょう。

> Aさんの家　→　図書館　→　美術館　→　Aさんの家
> 　　　（200）円　　　（180）円　　　（160）円
> ＊（　）は地下鉄の運賃。

答え（　　　　　　　　　を買う方が　　　　　　円のお得）

② 地下鉄の土日得とく切符は1日乗り放題で500円です。Bさんは，日曜日に，家の近くの駅から，得とく切符でお茶を飲みにC駅まで行きました。けれどもそれは得とく切符の範囲外でしたので，180円支払いました。その後，C駅から得とく切符の使える演奏会会場まで行って，演奏会を堪能しました。帰りは，得とく切符を使ってBさんの家の最寄駅に着きました。土日得とく切符を買うのと，普通の切符を買うのとどちらがいくら得でしょう。

> Bさんの家　→　C駅(カフェ)　→　演奏会会場　→　Bさんの家
> 　　　（180）円　　　　　（230）円　　　　（250）円
> ＊（　）は地下鉄の運賃。

答え（　　　　　　　　　を買う方が　　　　　　円のお得）

21 孫からのメールを解読しましょう

　かわいい孫からのメールが来ました。花子さんは悲しいことにさっぱりわかりません。あなたが代わりに解読してあげてください。メール文のルールは以下の通りです。1〜0までア行〜ワ行です。数字の数がアイウエオのように段を表します。

　たとえば，ア行なら，1が「ア」，11が「イ」，111が「ウ」，1111が「エ」，11111が「オ」といったように解読していきます。「が」などの濁点には，最後にBがあります。Aは「ン」です。

1－ア行	2－カ行	3－サ行
4－タ行	5－ナ行	6－ハ行
7－マ行	8－ヤ行	9－ラ行
0－ワ行	A－ン	B－（濁点）

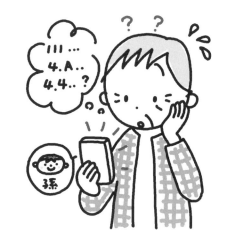

例：11111・6・88888・111
　　お　・は・　　よ　・う

① 22222・A・55・44・6 ！

答え（　　　　　　　　　　　　　　　　　　　）

② 11111・4・A・33B・88888・111・66B・,
　 11111・7777・4444B・44444・111 ！

答え（　　　　　　　　　　　　　　　　　　　）

③ 11111・8・333・77・5・3・11。

答え（　　　　　　　　　　　　　　　　　　　）

④ 11・444・7・4444B・77777・2222B・A・
　 22・55。

答え（　　　　　　　　　　　　　　　　　　　）

迷路で運試し② ラッキー活動

　運試し迷路です。スタートから，直感で進んでください。アルファベットに突きあたったら，そのアルファベットが指す活動が今日のあなたのラッキー活動です。当たるも八卦，当たらぬも八卦です。大いに笑ってください。

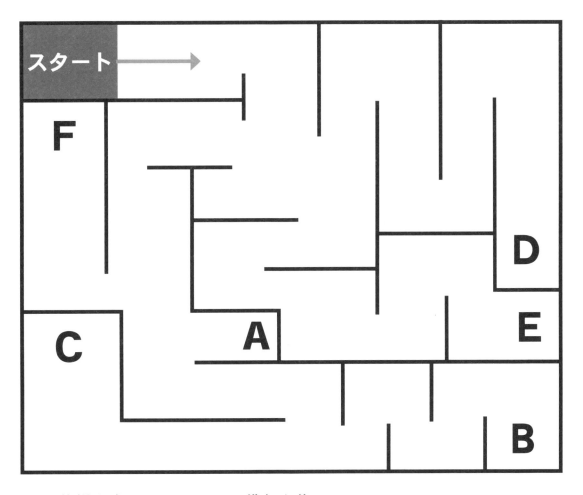

A→体操をする。　　　B→俳句を作る。
C→カラオケをする。　D→折紙をおる。
E→映画を見る。　　　F→美味しいものを食べる。

22 財布の中にはどれだけ残っている？

次の文章を読んで，それぞれ計算してみましょう。

1 あい子さんは，財布に3万円を入れて町に行きました。家に戻ったとき，財布の中にいくら残っていたか，答えてください。

① 家から市バスで繁華街に行きました。バスは敬老パスを使いました。

② 映画館で，ディズニーのアニメーション「アナと雪の女王」を見ました。シニア料金で1000円でした。

③ そのあと，喫茶店で紅茶とケーキのセットをいただきました。1500円でした。

④ 一休みしたので，デパートへ行って，1万円のブラウスを買いました。

⑤ それから，小さな孫たちにおもちゃを2つ買いました。5000円の木のつみきと3500円のかわいいぬいぐるみです。

⑥ ちょっと重かったけど，それらを持って，敬老パスを使って，行きと同じように家まで帰りました。

では，あい子さんの財布の中には，今いくらあるでしょうか？

答え（　　　　　　　　円）

2 俊夫さんは，財布に6万5000円を入れて旅行に行きました。家に戻ったとき，財布の中にいくら残っていたか，答えてください。

① 東京から新幹線で京都に行きました。交通費はすでに払ってあります。
② 1日目は神社仏閣を巡って，参拝料として合計2500円かかりました。
③ 途中，お抹茶とあんみつを食べました。1200円でした。
④ 宿代は現地支払でしたので，1万2000円を支払いました。
⑤ 2日目は8300円で伝統芸能を楽しみました。
⑥ 帰りにお土産においしい京菓子を9000円分購入しました。
⑦ その他ビール代などの諸経費は8500円でした。

では，俊夫さんの財布の中には，今いくらあるでしょうか？

答え（　　　　　　　円）

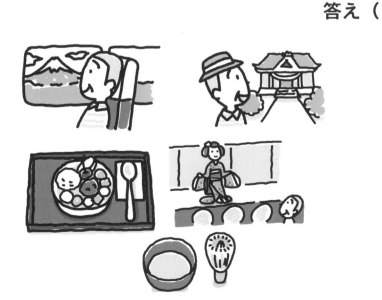

23 一筆書き

左の図を右の□に一筆で書いてみましょう。書き方の答えは一種類ではありません。色々と試してみてください。すべてできます。

①

②

③

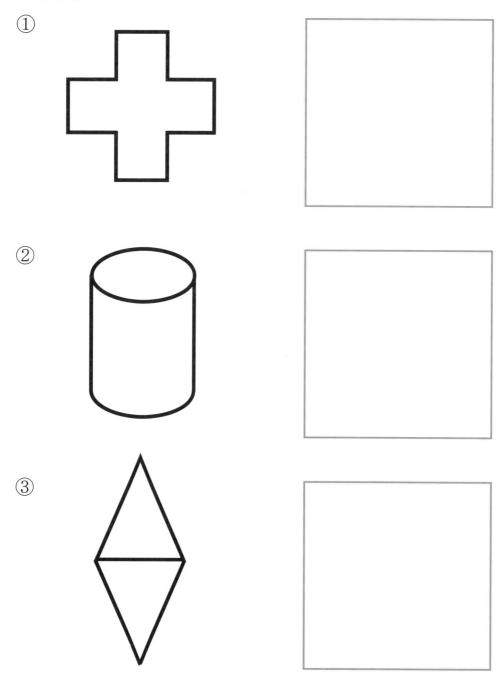

④

⑤

⑥

24 世にも奇妙な計算クイズ

次の計算問題には，どこかおかしいところがあります。問題を読んで，問題に答えてください。

① あいちゃんは，100円でアイスを1本買いました。しかし途中で，プレミアムアイスが欲しいと思ったので，返した100円のアイスと返金してもらった100円を合わせた200円で，200円のプレミアムアイスと交換してもらいました。
　この話のおかしなところはどこにあるでしょうか。

答え
_____
_____

② 太郎さんは家のリフォーム代に40万円必要です。40万円をリフォームをしてもらった田中建設の田中さんに支払わなくてはなりません。そのため，以前結婚資金を貸した良子さんにお金を返してもらおうとしました。良子さんは嫁ぎ先の呉服屋で40万円の成人式に着る着物を買ってくれるお客様がいるから待ってほしいと言いました。そのお客様は何と，リフォームをお願いした田中さんでした。田中さんは太郎さんの40万円を着物の料金に充てようとしていました。この場合，最終的に誰が一番得をしますか。

答え
_____
_____

25 今何時でしょう？ 時差クイズ②

海外旅行では，時差ボケなど時差を意識することがよくあります。次の問題の時差を計算してください。アナログ時計を見ながらするとわかりやすいです。

① 日本とフランスには，8時間の時差があります。太郎さんはパリ（フランス）から，日本にいる友人に電話をかけました。友人は「いい加減にしてくれよな」と言いました。パリは3月4日午後5時でした。では，日本は何月何日何時ですか。

　　　　　　　　　答え（　　月　　日午　　　　時）

② 今日は7月7日，はるかさんの誕生日です。午後7時に成田空港を飛び立つと早速，お父さんから誕生日プレゼントを貰いました。ハワイのホノルルまでは7時間かかります。ホノルルには午前7時に着きました。着いた途端，はるかさんは大喜びでした。それはなぜでしょう。A，Bからふさわしい方を選んでください。

A　今日は7月8日で1日分自分が大きくなったような気がしたから。
B　今日も朝から7月7日（自分の誕生日）だったから。

　　　　　　　　　答え（　　　　　　　　　　）

③ 日本とフランスには，8時間の時差があります。町子さんは成田空港からパリ（フランス）行きの飛行機に乗ります。フライト時間は、12時間30分です。現在，日本が8月9日午後11時00分です。町子さんは「そんなに早く着いて，一体どうしたらいいの」と思いました。パリに到着するのは，何月何日何時何分ですか。

　　　　　　　　　答え（　　月　　日午　　　　時　　　分）

26 どんな感じ？ こんな漢字！

　どの漢字のことを指しているのか，ヒントを読んで，考えてみてください。漢字の仕組みがよく分かる問題です。

1　ワンヒントクイズ

① 大きい羊のことから来た漢字です。

　　　　　　　　　　　　　　　　　　　　　　答え（　　　　　　）

② 三つの牛からできている漢字です。
　　＊「ひしめ（く）」と読みます。　　　　　　答え（　　　　　　）

③ 三つ口のでできている漢字です。

　　　　　　　　　　　　　　　　　　　　　　答え（　　　　　　）

④ 左右がひっくり返った馬（左馬）が表している漢字です。

　　馬　　　　　　　　　　　　　　　　　　　答え（　　　　　　）

2　スリーヒントクイズ

①　1　うおへん（魚）が部首の漢字です。
　　2　自然現象が入っています。
　　3　鍋物に好まれます。

　　　　　　　　　　　　　　　　　　　　　　答え（　　　　　　）

②　1　にんべんの漢字です。
　　2　動物が入っています。
　　3　「映○」の○に入る漢字です。

　　　　　　　　　　　　　　　　　　　　　　答え（　　　　　　）

③　1　しんにょうの漢字です。
　　2　身体のある部分を示す漢字がその漢字の中にあります。
　　3　「千里の○も一歩から。」の○に入る漢字です。

　　　　　　　　　　　　　　　　　　　　　　答え（　　　　　　）

④ 1　かねへんが部首の漢字です。
　 2　 季節が入っています。
　 3　耕すときに使います。

　　　　　　　　　　　　　　　　　　　　答え（　　　　　　）

⑤ 1　にくづき（月）が部首の漢字です。
　 2　身体の一部です。
　 3　「○心の友」の○に入る漢字です。

　　　　　　　　　　　　　　　　　　　　答え（　　　　　　）

⑥ 1　ごんべんの漢字です。
　 2　その漢字は，「さと(す)」と読みます。
　 3　先生のことを言う言葉にもその漢字はあります。

　　　　　　　　　　　　　　　　　　　　答え（　　　　　　）

⑦ 1　さんずいの漢字です。
　 2　色が入っています。
　 3　旅に関係があります。

　　　　　　　　　　　　　　　　　　　　答え（　　　　　　）

⑧ 1　こころがつく漢字です。
　 2　「○カツ」の○が入っています。
　 3　訓読みで「わずら(う)」と読みます。

　　　　　　　　　　　　　　　　　　　　答え（　　　　　　）

27 楽楽終活ノートを書こう

　今からすることは，本籍地，勤務先，健康保険証やパスポートの保管場所，住民票コード，マイナンバー，資産内容などを書き出すことでありません。
　次の例にならって，とりあえず100歳までの楽しみ方を計画することです。

楽楽終活ノート（例）

年齢	楽しみ方
８０歳	宝くじが５億円当たる。
８５歳	恋人とタヒチ島に半年滞在する。　　５０００万円
９０歳	小説を書いて直木賞を取る。　　副賞１００万円ゲット
９５歳	マスターズの100M走に出て金メダルをゲットする。トレーニングなど諸費用2000万円
100歳	ひ孫４人をクルーズ船で世界一周に招待。1億2600万円

＊これだけ使っても，あと３億500万円。

【参考】
　終活とは，平成21年に週刊朝日が造った言葉で，元々は人生のエンディングのための準備のことでしたが，現在では，「自分の未来を見つめることを通じて，自分らしい豊かな今を生きるために必要なことを考える活動」のことを指して言います。終活は，今をより良く生きるための非常にポジティブな活動なのです。
（参考：「終活フェスタ」HTTP://WWW.SHUKATSU-FESUTA.COM/SHUUKATSU/INDEX.HTML）
　では，自分を見つめ，自分らしく生きる活動とは，何でしょう？
　それをこの「楽楽終活ノート」で考えてみましょう。

楽楽終活ノート

年　月　日

名前（　　　　　　　　　　　　）年齢（　　　歳）

年齢	楽しみ方
歳	
歳	
歳	
歳	
歳	
歳	
歳	
歳	
歳	
歳	
歳	
歳	
歳	
歳	
歳	

　何事をするにも，今日が一番若い日です。自分のできるペースで，色々なことを楽しんでいきましょう。自分の心躍ることに積極的に挑戦して行動し，より豊かな毎日を送りましょう。

28 言葉の動物園

次の空欄には，動物の名前が入ります。言葉の意味が通るように，〇の中に入る，動物の名前をひらがなで入れましょう。

① とらぬ〇〇〇の皮算用

答え（　　　　　　　）

② 〇〇も木から落ちる

答え（　　　　　　　）

③ じゃじゃ〇〇

答え（　　　　　　　）

④ 〇〇に真珠

答え（　　　　　　　）

⑤ 〇〇に小判

答え（　　　　　　　）

⑥ 能ある〇〇は爪を隠す

答え（　　　　　　　）

⑦ 鳥なき里の〇〇〇〇

答え（　　　　　　　）

⑧ 〇〇蜂(はち)取らず

答え（　　　　　　　）

⑨ 〇〇の穴から堤も崩れる

答え（　　　　　　　）

⑩ 〇〇の甲より年の功

答え（　　　　　　　）

ゆびで運試し② 運勢数占い

　目をつむって，人差し指をくるくる回します。そして，○の中の適当と思うところを指さします。そこがあなたの今の運勢数です。両方にまたがったら，大きい方の数字になります。当たるも八卦(はっけ)，当たらぬも八卦(はっけ)です。笑ってください。

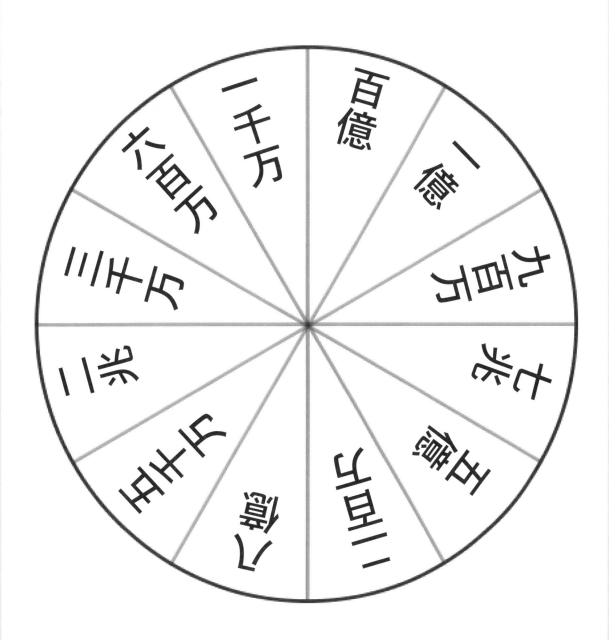

29 この都道府県はどこだ？クイズ

　47都道府県には様々な魅力があります。次の文章を読んで，文章が説明している都道府県を当ててください。全国津々浦々に思いを馳せてみましょう。

① 桃太郎の生まれ故郷とされているところです。

　　　　　　　　　　　　　　　　　答え（　　　　　　　）

② 日本三名園と言われるものの一つがあるところです。県庁所在地名を冠した駅にある鼓門（つづみもん）が有名です。

　　　　　　　　　　　　　　　　　答え（　　　　　　　）

③ 県の花は，林檎です。三味線やねぶたが有名です。

　　　　　　　　　　　　　　　　　答え（　　　　　　　）

④ うどんが有名です。金毘羅宮（こんぴらぐう）があります。

　　　　　　　　　　　　　　　　　答え（　　　　　　　）

⑤ 関ヶ原の戦いがあったところです。

　　　　　　　　　　　　　　　　　答え（　　　　　　　）

⑥ お茶の名産地です。うなぎ，黒はんぺん，桜えび等，名産品が多数あります。

　　　　　　　　　　　　　　　　　答え（　　　　　　　）

⑦　川端康成の『雪国』の舞台とされているところです。

　　　　　　　　　　　　　　　　　答え（　　　　　　　　　　）

⑧　きりたんぽ鍋が有名です。県の花はふきのとうです。

　　　　　　　　　　　　　　　　　答え（　　　　　　　　　　）

⑨　平城京があったところです。吉野葛や柿の葉寿司が有名です。

　　　　　　　　　　　　　　　　　答え（　　　　　　　　　　）

⑩　吉野ヶ里遺跡があるところで，伊万里焼が名産品の一つです。

　　　　　　　　　　　　　　　　　答え（　　　　　　　　　　）

⑪　芋煮会で有名です。

　　　　　　　　　　　　　　　　　答え（　　　　　　　　　　）

⑫　怪獣（？）イッシーがいると
　　される湖があります。
　　　答え（　　　　　　　　　）

⑬　島が一番多い県です。

　　　　　　　　　　　　　　　　　答え（　　　　　　　　　　）

⑭　蜃気楼で有名です。

　　　　　　　　　　　　　　　　　答え（　　　　　　　　　　）

30 懐かしのお笑い名鑑

　往年のお笑いネタを振りかえってみましょう。新たな発見があるかもしれません。次のネタと関わりの深い人物を線でむすんでください。

ガチョーン	坂上二郎
当たり前田のクラッカー	谷啓
アイーン	藤田まこと
いらっしゃ〜い	志村けん
分かっちゃいるけどやめられない	林家三平
飛びます飛びます	ビートたけし
どーもすいません	せんだみつお
赤信号みんなで渡ればこわくない	桂文枝
どやさ	今くるよ
ナハナハ	植木等

　笑うことは，心にもカラダにも良い変化をもたらします。出来なくても大いに笑いながら，楽しく脳トレに取り組みましょう。

31 円周率を覚えよう！

円周率（記号はπ）が，3.14であることは知っていますね。しかし，学校で習ってこのかた，円周率が生活に役立ったことは恐らくないでしょう。でも，すごい使い道があったのです。それは，脳トレです。さあ，どこまでも続く円周率（π）の暗記に挑戦です。

まず、①を暗記します。

① **3.141592**

次は，関孝和が出したという小数点以下11桁を暗記します。

② **3.14159265358**

これを覚えたら，小数点以下23桁まで挑戦です！

③ **3.14159265358979323846264**

ここまで来ると，すぐに覚えるのは難しいので，ごろ合わせでいきましょう。例えば，ムリヤリですが，

三点一四以後灸（きゅう）踏む　ゴミ何時（いつ）焼く　泣くミニ御社（みやしろ）に虫

ご自分でも作って，円周率を暗記してください。

円周率は、

3.14159265358979323846264338327950288419 71……

と果てしなく続きます。小数点以下100桁までできたら大したものです。ちなみに一番たくさん覚えた人は，小数点以下10万桁です。

円周率ってどういうもの？

円周の長さ÷直径の長さ＝円周率（ほぼ3.14）です。ここから，直径の長さが分かれば，円周の長さが分かります。例えば，直径が100センチのときの円周の長さは，100×3.14＝314　ですので，ほぼ314センチです。

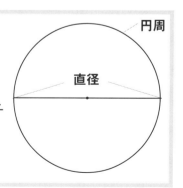

32 解決！謎解きクイズ

推理をして，以下の問題を解いてください。貴方も名探偵！

① A～Eの5人が真っ直ぐな長椅子に座っています。次の文章を読んで，Cがア～オのどこに座っているか，推理して当てはまる記号を書いてください。

（ ア ）（ イ ）（ ウ ）（ エ ）（ オ ）

- Aは，Eの隣ではない。
- Bは，Dと2人分離れている。
- BとCは隣である。
- AとDは3人分離れていて，Aは左側にある。

答え（　　　　　）

② A～Fの6人が，1階3部屋，2階3部屋のマンションに暮らしています。Eがどこに暮らしているか，推理して当てはまる記号を書いてください。

	1号室	2号室	3号室
2階	ア	イ	ウ
1階	エ	オ	カ

- AとDは隣である。
- AとBは同じ号室である。
- Fは，3号室ではない。
- CはBとFと同じ階に住んでいる。
- Bは2階1号室である。

答え（　　　　　）

③ A～Fの6人が，Aを起点として，円になっています。Eがどこにいるか，推理して，当てはまる記号を書いてください。

- AとFは隣同士である。
- FとDは向かい合わせになっている。
- BはAから一番遠い所にいる。
- CはAから左回りで数えた方が早い位置にいる。
- EはAの隣ではない。

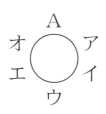

答え（　　　　　）

33 慣用句クイズ

　日本語には，身体の部分を用いた表現が沢山あります。次の表現はどのような意味か，AかBか正しい方を選んでください。

① 頭が下がる
A　立派なことをした人に対して敬意を表せずにはいられないこと。
B　風邪を引いて頭が重い様子。

　　　　　　　　　　　　　　　　　　　　　　　　答え（　　　）

② 目を白黒させる
A　白目と黒目を交互に見せて相手を驚ろかすこと。
B　目玉をキョロキョロさせてびっくりすること。

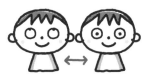

　　　　　　　　　　　　　答え（　　　）

③ 眉唾物
A　ほんとうかどうか怪しいということ。
B　眉に唾をつけてその場で眉を整えること。

　　　　　　　　　　　　　答え（　　　）

④ 舌をまく
A　巻き舌で，まくしたてること。
B　ひどく感心すること。

　　　　　　　　　　　　　　　　　　　　　　　　答え（　　　）

⑤ 尻が長い
A　来客がなかなか帰らないこと。
B　動物の尻尾が恐竜のように長いこと。

　　　　　　　　　　　　　　　　　　　　　　　　答え（　　　）

⑥ 顎を外す
A　顎が外れて，がくがくすること。
B　楽しくてたまらずに大笑いする様子。

　　　　　　　　　　　　　　　　　　　　　　　　答え（　　　）

34 よく聞くカタカナ、なんだカナ

昨今、多くのカタカナ語が頻繁に用いられています。次のカタカナ語がどのような意味か、AかBか正しい方を選んでください。

① レガシー
A　外国タバコの名前。
B　世界に残すべき遺産。

答え（　　　）

② マジョリティー
A　多数派。
B　スペインのマジョルカ島の人たち。

答え（　　　）

③ オンデマンド
A　注文のあった分だけ作って渡すこと。
B　すべて手作りすること。

答え（　　　）

④ ダイバーシティ
A　東京のお台場一体の総称。
B　企業や官公庁などで性別や国籍、価値観などにとらわれず多様な人材を活用すること。

答え（　　　）

⑤ アイデンティティ
A　アイデン教授のニックネーム。
B　自己同一性。私が私であるということ。

答え（　　　）

⑥ アカウンタビリティ
A　たとえば、病院で治療法の説明を患者などにする責任。
B　役所などの受付カウンターで申請すること。

答え（　　　）

35 今日は何の日？ 歴史編

1月から12月までの日にちが，下に書いてあります。では，それらの日は，何の日でしょうか？ ①，②，③の内から選んでください。1月～12月の出来事は，年代順ではありません。また，日にちは全て旧暦のままです。

日付	出来事
1月1日 （574年）	①聖徳太子の生まれた日。　②藤原道長の生まれた日。 ③源義経の生まれた日。
2月1日 （1639年）	①徳川光圀死去。　②大岡越前守死去。 ③大久保忠教（通称：彦左衛門）死去。
3月27日 （1689年）	①清少納言が『枕草子』を書き始めた日。　②芭蕉が『おくの細道』の旅に出た日。　③『古今和歌集』ができた日。
4月9日 （752年）	①奈良の大仏の開眼供養が行われた日。　②平城京から平安京に都を移した日。　③清水寺ができた日。
5月6日 （604年）	①聖徳太子が憲法十七条を制定。　②参勤交代を義務化。 ③墾田永年私財法を制定。
6月2日 （1582年）	①加賀の一向一揆が起きた日。　②本能寺の変が起きた日。 ③大塩平八郎の乱が起きた日。
7月8日 （1776年）	①鉄砲伝来。　②平賀源内，苦心の末，エレキテルを修理・復元。　③吉田兼好が徒然草を書き始めた日。
8月21日 （1785年）	①浮田幸吉，橋の欄干から羽をつけて飛行。　②日本初の蒸気機関車が運行。　③金閣寺完成。
9月15日 （1600年）	①関ヶ原の戦いが行われた日。　②承久の乱が起こった日。 ③大化の改新が始まった日。
10月5日 （1274年）	①元・高麗連合軍が対馬に攻めてくる。　②遣唐使を派遣する。　③御成敗式目の制定。
11月15日 （1867年）	①野口英世誕生。　②坂本龍馬，近江屋で暗殺される。 ③葛飾北斎死去。
12月14日 （1703年）	①新撰組が結成される。　②赤穂浪士の討ち入り。 ③源義経，衣川館にて自害。

② なぞって書いてみましょう。

下京や紅屋が門をくぐりたる男かな

はゆし春の夜の月

けふもまたこころの鉦をうち鳴らし

しうち鳴らしつつあくがれて行く

冬ざれの薔薇摘んでわが誕生日

● 俳句を作って黎明俳壇に投句しましょう。詳しくは、巻末をご覧ください。

特別付録 短歌や俳句を読んで、なぞって、感性を磨こう

美しい短歌や俳句を読んだり、なぞったりすると、感性が磨かれ、身も心もみずみずしくなります。

① 声に出して、読んでみましょう。

下京(しもぎょう)や紅屋(べにや)が門(かど)をくぐりたる男かはゆし春の夜の月

与謝野晶子(よさのあきこ)(一八七八—一九四二)

＊男から口紅をもらう嬉しさではなく、それを買いに行く男を、ロマンチックな舞台装置を設えて、「愛いやつじゃ」と詠んだ歌です。女性なら一度はこんな歌を作りたいと思いませんか。

けふ(きょう)もまたこころの鉦(かね)をうち鳴らしうち鳴らしつつあくがれて行く

若山牧水(わかやまぼくすい)(一八八五—一九二八)

＊遥か彼方へ何かを求めて歩き続ける人の姿が見えてきます。鉦は、お遍路さんが鳴らして行くものです。しかし、旅人はこころの鉦を鳴らして歩き続けるのです。漢字の一字一字が鉦の音になっています。

冬ざれの薔薇(ばら)摘(つ)んでわが誕生日

久保より江(くぼよりえ)(一八八四—一九四一) 季語 冬ざれ・冬

＊枯れ果てた冬の世界に、ただ一輪真っ赤な美しいバラが咲いています。そのバラを摘んで、自分の誕生日を祝おうというのです。美しいバラは、さびしい「私」の心を、きっと豊かにしたことでしょう。

クイズの答え

1 ①× ②○ ③○ ④× ⑤× ＊機種により，長押しや連打でキャンセル可能。　★× ＊一人あたりの体重は65kgと決められている。

2 ①× ＊辰，すなわち竜はいない。　②○ ③○ ④○ ＊十二支が伝わったとき，日本にブタはいなかった。　⑤○

3 ①C ②B ③A ④C ⑤A ⑥B

4 ①B ②B ③B ④A ⑤A ⑥B ⑦B

6 1①たたずむ ②つくえ ③なし（無し） ④はこ ⑤こ（箇）
　2①たらい ②へら ③はこ ④たが ⑤まど

7 ①○ ②○ ③× ④× ⑤○ ⑥○ ⑦× ⑧○　★歌舞伎

8 ①土曜日／午前　②月曜日／午後　③水曜日／午前　④金曜日
　⑤火曜日の午後眼科，木曜日の午後歯科，土曜日の午後内科

9 ①○ ②○ ③× ＊明治19年（1886）採用。　④× ⑤× ＊歌舞伎や浄瑠璃から派生してできた言葉である。　⑥× ＊『源氏物語』は紫式部が書いたもの。光源氏は『源氏物語』の主人公である。　⑦× ＊明治40年（1907）に作られた。　⑧○ ⑨× ＊最初にガスが用いられたのは，ガス灯である。　⑩× ＊それまで使っていた電池が水溶性であったため，それと比較して「乾電池」とついた。

10 ＊③・④の解は一例です。

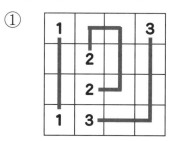
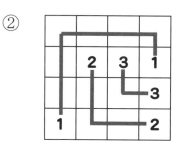

③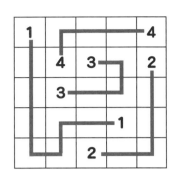

11 ①× ＊韓国と日本の時差はないので，ソウルが朝の8時ならば，日本も朝の8時である。 ②午後2時 ＊中国と日本の時差は日本が1時間進んでいる。 ③午後1時

12 ①御影石 ②金 ③酸素 ④水 ⑤ルビー ⑥灯油 ⑦アルミニウム ＊アルミ2.7g/cm³・紙0.59g/cm³ ⑧水晶 ⑨日本酒 ⑩海の水

13 ①チェコ語 ②ポルトガル語 ③中国語 ④梵語 ⑤ロシア語 ⑥ドイツ語 ⑦フランス語

14 ①大判，小判が，前の庭の大きな木の根元に壺に入れて埋めてあるから，月夜の明るい晩に掘りなさい。
②ダイヤモンド，ルビー，真珠が庭の古井戸に沈めてあるから，太陽が井戸の真上にきた時に底に降りてゲットしなさい。

15 ①× ＊月は太陽光を反射している。 ②× ＊50億年後に燃え尽きると言われている。 ③× ＊天狗（天に住む大きな犬？）が太陽を食べると思われていた。 ④〇 ⑤〇

16 ①ニット ②砂糖 ③ヨット ④語彙（ごい） ⑤セブンイレブン ⑥俳句 ⑦宝くじ ⑧イレバ ⑨いい夫婦 ⑩漢字（いい字）

17 ①

ホ	ウ	セ	ン	カ
	ツ	ミ	ン	
ノ	ロ	シ	ダ	イ
ウ		グ	サ	
カ	ク	レ	ン	ボ

②

フ	ク	ノ	カ	ミ
ジ	サ	ン		イ
ツ	マ		ト	ラ
ボ		シ		ト
	ラ		ギ	リ

18 1①× ＊1メートル＝100センチ ②× ＊1ダース＝12個
③○ ④× ＊1時間＝60分 60×3.5＝210 ⑤○
2①× ＊9人 ②× ＊11人 ③○ ④○ ⑤× ＊4人
3①○ ②× ＊26字 ③× ＊憲法十七条である。 ④○
⑤× ＊融点は0度である。100度は水の沸点。
5 この問題の番号 ＊4が来るべき。

19 ①○ ②× ③○ ④× ⑤○ ⑥× ⑦○ ⑧○ ★ハンバーグ弁当

20 ①土日得とく切符を買う方が90円のお得。
②普通の切符を買う方が20円のお得。

21 ①こんにちは！ ②おたんじようび，おめでとう！
③おやすみなさい。 ④いつまでもげんきに。

22 1－9000円 2－23500円

23 ①
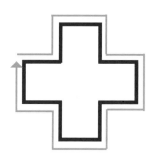

②
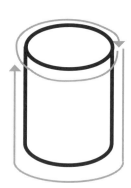

③
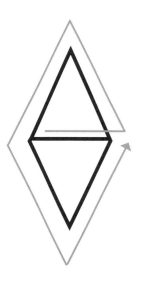

④
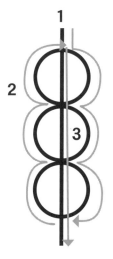

⑤ 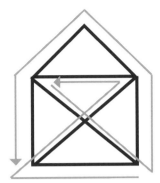 ⑥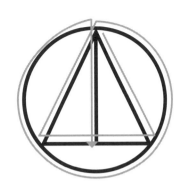

＊①〜⑥の解答は全て一例です。

24 ①（例）アイスの値段は100円なので，返金してもらって，100円の価値になる。しかし，ここでは返したはずのアイスの値段も足されており，実際の金額以上の金額が出てしまった。

②誰も得をしない。　＊田中さんは良子さんに40万円支払い，良子さんは太郎さんに40万円を支払い，太郎さんは田中さんに40万円を支払いました。最終的に田中さんにお金は入りましたが，得をした訳ではありません。金は天下の回り物といいますが，本当にそうですね。

25 ①3月5日午前1時　②B　＊日付変更線をまたぐので，日にちとしては誕生日を2回迎えることになります。　③8月10日午前3時30分　＊日本の現在の時刻をフランスの現在の時刻に直し，そこにフライト時間を足すと，求められる。

26 1 ①美　②犇　③品　④舞
2 ①鱈　②像　③道　④鍬　⑤腹　⑥諭　⑦泊　⑧患

28 ①たぬき　②さる　③うま　④ぶた　⑤ねこ　⑥たか　⑦こうもり　⑧あぶ　⑨あり　⑩かめ

29 ①岡山県　②石川県　③青森県　④香川県　⑤岐阜県　⑥静岡県　⑦新潟県　⑧秋田県　⑨奈良県　⑩佐賀県　⑪山形県　⑫鹿児島県　⑬長崎県　⑭富山県

30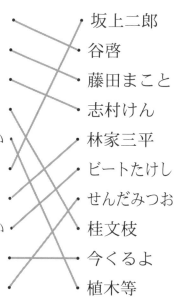

ガチョーン ・　　　　　・ 坂上二郎
当たり前田のクラッカー ・　　　　　・ 谷啓
アイーン ・　　　　　・ 藤田まこと
いらっしゃ〜い ・　　　　　・ 志村けん
分かっちゃいるけどやめられない ・　　　　　・ 林家三平
飛びます飛びます ・　　　　　・ ビートたけし
どーもすいません ・　　　　　・ せんだみつお
赤信号みんなで渡ればこわくない ・　　　　　・ 桂文枝
どやさ ・　　　　　・ 今くるよ
ナハナハ ・　　　　　・ 植木等

32　①ウ　②カ　③イ
33　①A　②B　③A　④B　⑤A　⑥B
34　①B　②A　③A　④B　⑤B　⑥A
35　1月―①　2月―③　3月―②　4月―①　5月―①　6月―②
　　　　7月―②　8月―①　9月―①　10月―①　11月―②　12月―②

編者紹介

● 脳トレーニング研究会

シニアが楽しく脳のトレーニングができるような，バラエティに富んだクイズを日夜，研究・開発している研究会。著書に，『バラエティクイズ＆ぬり絵で脳トレーニング』『シニアのための記憶力遊び＆とんち・言葉クイズ』『シニアのための記憶力遊び＆脳トレクイズ』『シニアのための笑ってできる生活力向上クイズ＆脳トレ遊び』『シニアの脳を鍛える教養アップクイズ＆記憶力向上遊び』『シニアが毎日楽しくできる週間脳トレ遊び―癒やしのマンダラ付き―』。

［お問い合わせ］
黎明書房（☎ 052-962-3045）まで

シニアの面白脳トレーニング 222

2017年5月20日 初版発行	編　者	脳トレーニング研究会
	発行者	武馬久仁裕
	印　刷	株式会社太洋社
	製　本	株式会社太洋社

発　行　所　　　　株式会社 黎明書房

〒 460-0002　名古屋市中区丸の内 3-6-27　EBS ビル
☎ 052-962-3045　FAX 052-951-9065　振替・00880-1-59001
〒 101-0047　東京連絡所・千代田区内神田 1-4-9　松苗ビル 4 階
☎ 03-3268-3470

落丁本・乱丁本はお取替します。　　　ISBN978-4-654-05977-5
© REIMEI SHOBO CO., LTD. 2017, Printed in Japan

俳句で楽しく脳トレしませんか。
黎明俳壇への投句のお誘い

　小社の脳トレーニング書の読者のご要望に応え，この度，シニアを対象とした黎明俳壇を開設することに致しました。以下の要領で，俳句を募集しています。初心者の方もお気軽にご投句ください。

1　**投句**：投句は1回につき2句まで。下記の住所に葉書もしくは，メールにて小社内の黎明俳壇係にお送りください。投句料は無料です。
　〒460-0002　名古屋市中区丸の内3-6-27　EBSビル　黎明書房　黎明俳壇係
　E-mail：mito-0310@reimei-shobo.com
　未発表作品に限ります。二重投句はご遠慮ください。選者が添削する場合がございます。投句の際は，ご住所・お名前（ふりがな）・電話番号を明記してください。

2　**選句発表**：特選，秀逸，佳作の作品を，隔月に小社ホームページ上に発表します。小社ホームページは「黎明書房」で検索できます。また，年2回（1月，7月を予定）発行の冊子『黎明俳壇』に掲載させていただきます。特選，秀逸，佳作の作品掲載の冊子『黎明俳壇』は，特選，秀逸の方に送らせていただきます。冊子『黎明俳壇』は，定価500円（送料込）です。ご希望の方はご注文ください。代金は切手可。

3　**お願い**：掲載されました特選，秀逸，佳作の作品は，小社刊行物に使わせていただくことがあります。

4　**選者**：武馬久仁裕（黎明書房社長，俳人）

※詳しくは小社ホームページをご覧ください。

自費出版のご案内

○詩集・句集・歌集・自分史・論文集・小説・随筆集・社史　その他，お引き受けいたします。
○出版をご希望の方は，小社「自費出版係」まで，お気軽にお問い合わせください。
　Tel.052-953-7333　　E-mail：ito@reimei-shobo.com
○お見積もりは無料です。（小社の方針に添わない場合は，出版をお引き受けできない場合がありますのでご了承ください。）
＊自費出版については，小社ホームページにて詳しくご案内しております。
＊句集・歌集の場合は，通常よりお値打ちにさせていただきます。